Dasilva Ntumba

TU ES BLOQUÉ DANS LA VIE?

Dasilva Ntumba

TU ES BLOQUÉ DANS LA VIE?

LE GUIDE POUR VOUS DÉBLOQUER DANS LA VIE

Éditions Vie

Cover image: www.ingimage.com

Publisher:
Éditions Vie
is a trademark of
Dodo Books Indian Ocean Ltd. and OmniScriptum S.R.L publishing group

120 High Road, East Finchley, London, N2 9ED, United Kingdom
Str. Armeneasca 28/1, office 1, Chisinau MD-2012, Republic of Moldova, Europe
Managing Directors: Ieva Konstantinova, Victoria Ursu
info@omniscriptum.com

Printed at: see last page
ISBN: 978-620-8-87673-9

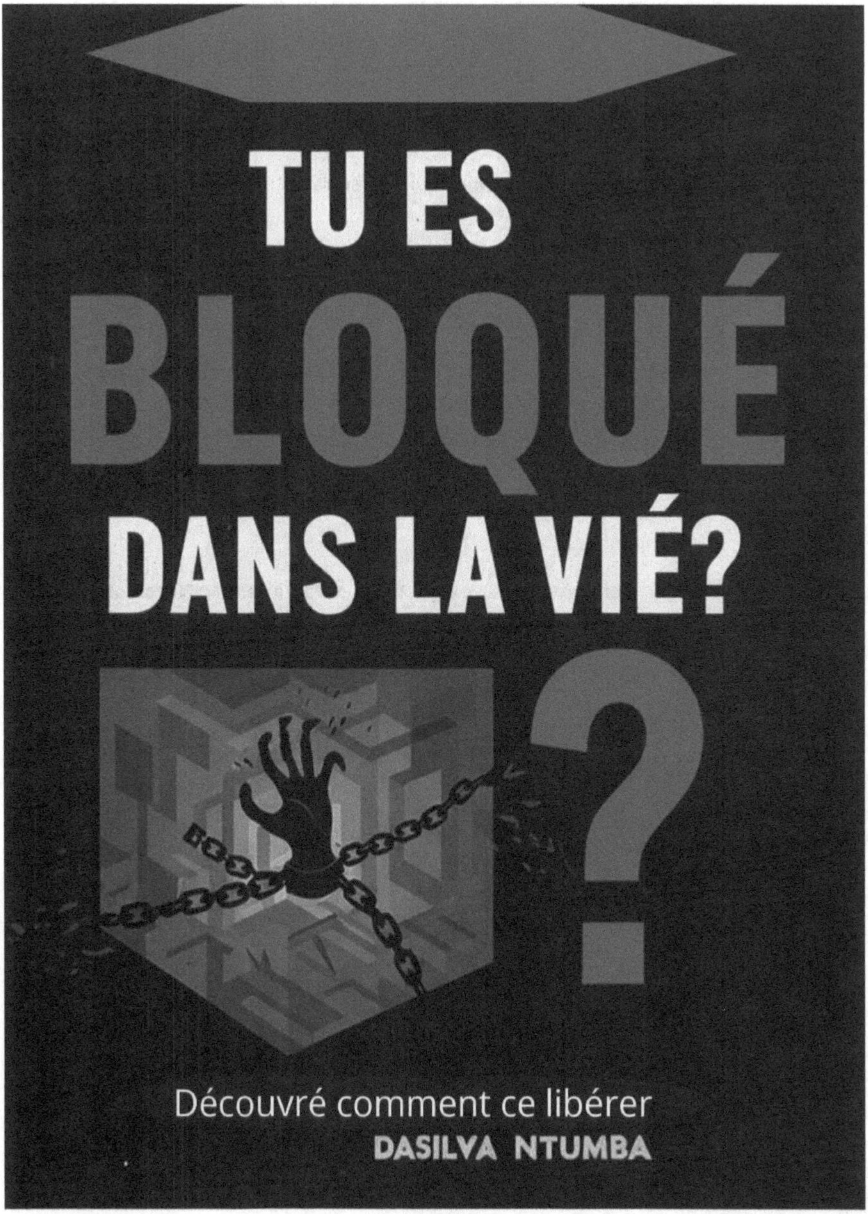
TU ES
BLOQUÉ
DANS LA VIÉ?
?
Découvré comment ce libérer
DASILVA NTUMBA

Je dédie cet e-book à toute personne qui veut se débloquer là où elle est bloquée pour réussir ou avancer dans la vie.

Une grande pensée à mes parents qui comptent beaucoup pour ma réussite dans la vie, ainsi qu'à mes amis qui m'encouragent à essayer et à avancer, sans oublier ma chère **Joëlle Mwembo.**

Je remercie également mes modèles et mentors, **Karamo Sangar, Napoléon Hill et Tony Robbins**, pour leur philanthropie et leur volonté de partager leur sagesse avec le monde.

INTRODUCTION

Vous êtes-vous déjà demandé pourquoi certaines personnes réussissent dans tout ce qu'elles entreprennent, tandis que d'autres ont l'impression que leur vie est un échec ?, Si c'est le cas, poursuivez votre lecture.

En écrivant cet ebook, je me suis beaucoup interrogée sur les raisons pour lesquelles nous échouons parfois à réussir ou à progresser dans la vie, J'aborderai de tout ça.

Il arrive que l'on se déclare capable de réussir, mais cette affirmation tarde à se concrétiser. Cela fait longtemps que votre déclaration ne porte pas ses fruits, et jusqu'à présent, vous n'avez toujours pas une vision claire de votre vie. Ou peut-être avez-vous une vision, mais vous ne savez pas comment la réaliser.

Pourquoi certaines personnes excellent-elles dans leur art, tandis que d'autres passent leur temps à critiquer ?

Pourquoi certaines personnes parviennent-elles à se hisser au sommet en partant de situations stagnantes ?, Est-ce une question de destinée ou de don ? Certainement pas.

Comme le disait Aristote : **"L'excellence n'est pas un acte, mais une habitude. Nous sommes ce que nous faisons habituellement.**"

Cet ebook est là pour vous guider, vous aider à débloquer vos visions, vous encourager à avancer comme Gédéon, à qui le Seigneur Dieu tout-puissant disait : "**Vas avec la force que tu as."**

Vous vous sentez piégé ? Vous avez l'impression de stagner, de ne pas savoir quelle direction prendre ni même quel premier pas faire ? Vous n'êtes pas seul. Nombreux sont ceux qui, à un moment donné de leur vie, se retrouvent face à un brouillard épais, une absence de repères qui rend toute avancée difficile. Ce livre est une lumière dans ce brouillard. Il est conçu comme une feuille de route simple et progressive pour vous aider à retrouver la clarté, à établir un plan, à définir des objectifs porteurs de sens et, surtout, à passer à l'action pour déverrouiller votre chemin et créer la vie que vous désirez.

Ce livre n'est pas une solution miracle, mais un guide pratique pour vous reconnecter à vous-même, identifier vos aspirations profondes et mettre en place les étapes nécessaires pour les atteindre. Il est temps de dissiper le brouillard et de reprendre le contrôle de votre trajectoire. Ensemble, nous allons explorer quatre étapes fondamentales : la clarté pour voir où vous êtes et où vous voulez aller, le plan pour tracer la route, les objectifs pour baliser le chemin, et l'action pour avancer avec confiance. Préparez-vous à déverrouiller votre potentiel et à embrasser une nouvelle direction.

1 TU ES BLOQUÉ ?

MANQUE DE :

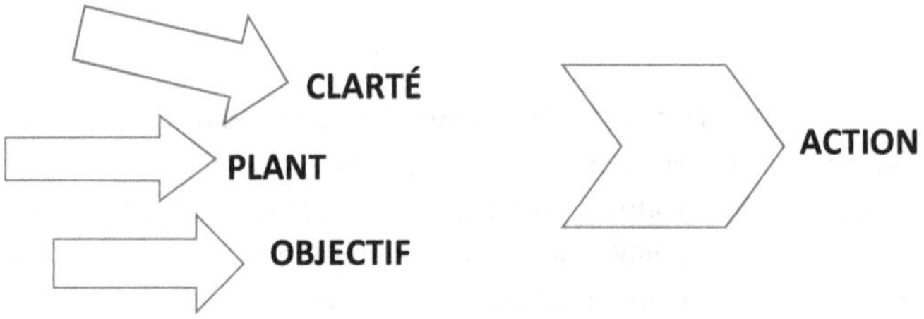

PARTIE 1. LA CLARTÉ

Lever le Voile sur Votre Présent et Votre Désir

CHAPITRE 1: LE POINT ZÉRO : OÙ ÊTES - VOUS VRAIMENT ?

Imaginez-vous au sommet d'une montagne par un matin brumeux. Vous savez que vous voulez atteindre un autre sommet, mais la brume est si dense que vous ne voyez ni le chemin, ni même les premiers pas à faire. La première étape essentielle pour vous débloquer est de dissiper cette brume, de prendre conscience de votre position actuelle, de votre "point zéro".

Trop souvent, lorsque nous nous sentons perdus, nous sommes tentés de nous juger, de nous blâmer pour notre situation. Pourtant, le jugement ne fait qu'épaissir le brouillard. Ce premier chapitre est une invitation à l'acceptation, à observer votre présent avec curiosité et sans critique. C'est en comprenant où vous êtes réellement que vous pourrez commencer à envisager où vous voulez aller. Commencez par identifier où vous en êtes et ce qui vous bloque, et vous trouverez ainsi le bon chemin.

Exercices d'introspection pour évaluer votre situation actuelle.

Prenez un moment pour vous Recentrez-vous et posez-vous honnêtement les questions suivantes. Vous pouvez écrire vos réponses dans un carnet pour plus de clarté.

VOTRE VIE PROFESSIONNELLE:

Êtes-vous satisfait de votre quotidien ? Qu'est-ce qui vous apporte de la joie et qu'est-ce qui vous pèse ?

Comment évaluez-vous votre niveau de stress ? Votre équilibre entre vie personnelle et professionnelle (si vous travaillez) ?

Y a-t-il des aspects de votre routine que vous aimeriez changer ? Lesquels ?

Votre Vie Professionnelle (ou vos activités principales) :

Vous sentez-vous épanoui dans ce que vous faites ? Est-ce aligné avec vos valeurs et vos intérêts ?

Quelles sont les sources de satisfaction et de frustration dans ce domaine ?

Si vous ne travaillez pas actuellement, comment occupez-vous votre temps ? Est-ce que cela vous apporte un sentiment d'utilité ou d'épanouissement ? Votre carnet est très important

VOS RÉACTIONS:

Comment sont vos relations avec votre famille, vos amis, votre partenaire (si vous en avez) ? Vous sentez-vous soutenu et compris ?

Y a-t-il des relations qui vous drainent de l'énergie ou qui contribuent à votre sentiment de blocage ?

Quelles sont les qualités que vous appréciez le plus dans vos relations ? Sont-elles présentes dans votre vie actuelle ?

VOTRE BIEN-ÊTRE:

Comment vous sentez-vous physiquement ? Avez-vous suffisamment d'énergie ? Prenez-vous soin de votre corps ?

Comment évaluez-vous votre bien-être émotionnel ? Êtes-vous souvent anxieux, triste, ou irritable ?

Quelles sont vos habitudes en matière de sommeil, d'alimentation et d'exercice ? Contribuent-elles à votre bien-être ?

Identifier les sources de votre sentiment de blocage.

En répondant à ces questions, des thèmes et des sources potentielles de votre sentiment de blocage peuvent émerger. Il peut s'agir de :

Des peurs : Peur de l'échec, peur du changement, peur du jugement des autres.

Des croyances limitantes : Des idées négatives sur vous-même ou sur vos capacités ("Je ne suis pas assez bon", "Je ne mérite pas le succès").

Des influences extérieures : Les attentes des autres, la pression sociale, un environnement toxique.

Un manque de clarté : Ne pas savoir ce que vous voulez vraiment ou quelle direction prendre.

Des habitudes négatives : La procrastination, le manque d'organisation, un mode de vie déséquilibré.

Prenez note de ces sources sans vous juger. Simplement les identifier est déjà un premier pas vers la libération.

Accepter votre point de départ sans jugement.

Il est crucial de vous rappeler que votre situation actuelle est le résultat d'une multitude de facteurs, de décisions passées, d'événements et de circonstances. Vous n'êtes pas "mauvais" ou "faible" parce que vous vous sentez bloqué. C'est une expérience humaine courante.

L'acceptation de votre point de départ est une étape de libération. C'est reconnaître la réalité de votre présent sans vous y enliser dans la culpabilité ou le regret. C'est à partir de cette base d'acceptation que vous pourrez construire un avenir différent.

Ce chapitre est une invitation à la bienveillance envers vous-même. Observez votre "point zéro" avec curiosité et compassion. C'est le début de votre voyage vers une vie plus claire et plus épanouissante.

Comment vous sentez-vous après cette première exploration ? Est-ce que ces questions vous aident à prendre conscience de votre situation actuelle ? nous allons au chapitre suivant pour explorer ce qui vous anime vraiment ?

CHAPITRE 2 : ÉCOUTER VOTRE BOUSSOLE INTÉRIEUR: Qu'est-ce qui Vous Anime ?

Maintenant que vous avez une meilleure idée de votre point de départ, il est temps de tourner votre regard vers l'intérieur et d'écouter cette voix qui murmure vos véritables désirs. Lorsque nous nous sentons bloqués, il est fréquent que nous nous soyons éloignés de ce qui nous passionne et nous donne de l'énergie. Ce chapitre est une invitation à vous reconnecter à vos passions, vos intérêts et vos valeurs fondamentales.

Se reconnecter à vos passions, vos intérêts et vos valeurs fondamentales.

Pensez à ces activités, ces sujets ou ces idées qui vous captivent naturellement. Qu'est-ce qui vous fait perdre la notion du temps ? Qu'est-ce qui vous enthousiasme au point de vouloir en savoir toujours plus ? Ce sont souvent vos passions qui vous guident vers un chemin plus aligné.

Vos intérêts sont ces sujets qui éveillent votre curiosité, qui vous donnent envie d'apprendre et d'explorer. Ils peuvent être des portes d'entrée vers de nouvelles passions ou de nouvelles voies à explorer.

Vos valeurs fondamentales sont les principes qui guident vos décisions et qui définissent ce qui est vraiment important pour vous. Elles sont le socle de votre intégrité et de votre authenticité. Lorsque votre vie est en accord avec vos valeurs, vous ressentez un sentiment de cohérence et de satisfaction profonde.

Exercices pour identifier les activités qui vous apportent joie, énergie et un sentiment d'accomplissement.

Le Journal de Joie : Pendant une semaine, prenez note chaque jour des activités que vous avez faites et évaluez le niveau de joie et d'énergie qu'elles vous ont procuré. Quelles activités vous ont laissé un sentiment positif et vous ont donné envie d'en faire plus ?

Le Retour à l'Enfance : Remontez le temps et souvenez-vous de ce qui vous passionnait lorsque vous étiez enfant ou adolescent. Quelles étaient vos activités préférées ? Qu'est-ce qui vous rendait naturellement curieux et enthousiaste ? Parfois, nos passions originelles sont un excellent indicateur de ce qui nous anime profondément.

La Liste de "J'aime" et "Je N'aime Pas" (Approfondissement) : Reprenez la liste que vous avez peut-être commencée au chapitre précédent. Cette fois, pour chaque élément de la liste "J'aime", demandez-vous pourquoi vous l'aimez. Quelle valeur cela satisfait-il en vous ? Quelle émotion cela évoque-t-il ? Pour la liste "Je N'aime Pas", identifiez les valeurs qui sont bafouées ou les émotions négatives que cela suscite.

L'Activité Idéale (Révisée) : Imaginez que vous avez une journée entière à consacrer à ce que vous voulez, sans contrainte de temps, d'argent ou d'obligation. Qu'est-ce que vous choisiriez de faire ? Avec qui ? Où ? Cette visualisation peut révéler vos priorités et vos désirs profonds.

Explorer vos rêves et vos aspirations, même ceux que vous avez mis de côté.

Au fil du temps, nous avons tendance à mettre de côté nos rêves et nos aspirations, souvent sous le poids des responsabilités ou des "réalités" de la vie. Prenez le temps de vous reconnecter à ces désirs enfouis. Quels étaient vos rêves les plus fous ? Qu'est-ce que vous avez toujours secrètement souhaité accomplir ou vivre ?

Même si certains de ces rêves semblent irréalistes aujourd'hui, l'émotion qu'ils suscitent peut vous donner des indices précieux sur ce qui est vraiment important pour vous. Ils peuvent pointer vers des valeurs profondes ou des passions que vous avez négligées.

Ce chapitre est une invitation à écouter attentivement votre boussole intérieure. Vos passions, vos intérêts et vos valeurs sont des signaux puissants qui peuvent vous guider hors de votre sentiment de blocage et vers une vie plus authentique et épanouissante. Prenez le temps de les explorer et de les honorer.

Quelles sont les premières passions ou intérêts qui vous viennent à l'esprit en faisant ces exercices ? Y a-t-il des rêves que vous aviez mis de côté et qui résonnent encore en vous ? Souhaitez-vous que nous passions au chapitre suivant pour définir votre "pourquoi" profond ?

CHAPITRE 3: DÉFINIR VOTRE "POURQUOI" : Quel Sens Souhaitez-Vous Donner à Votre Vie ?

Au-delà de vos passions et de vos intérêts, il existe un niveau de motivation plus profond, un "pourquoi" qui donne un sens à vos actions et à votre existence. Lorsque vous êtes connecté à ce "pourquoi", les défis semblent moins insurmontables et la direction à prendre devient plus évidente. Ce chapitre vous invite à réfléchir à ce qui est vraiment important pour vous à long terme et au type d'impact que vous souhaitez avoir.

Réfléchir à ce qui est vraiment important pour vous à long terme.

Pensez au-delà des objectifs immédiats et imaginez votre vie dans plusieurs années. Qu'est-ce qui vous apporterait un sentiment de satisfaction durable ? Quelles sont les expériences, les réalisations ou les contributions qui vous feraient sentir que votre vie a eu un sens ?

Considérez différents aspects :

Votre héritage : Qu'aimeriez-vous laisser derrière vous ? Quel souvenir voulez-vous que les autres gardent de vous ?

Votre contribution : Comment aimeriez-vous impacter le monde, même à petite échelle ? Quel problème aimeriez-vous aider à résoudre ?

Votre croissance personnelle : Quel type de personne aimeriez-vous devenir ? Quelles qualités aimeriez-vous développer ?

Vos relations : Quel type de liens souhaitez-vous cultiver avec les autres ? Quel rôle voulez-vous jouer dans la vie de ceux que vous aimez ?

Identifier votre purpose, votre raison d'être plus profonde.

Votre "purpose" est cette raison d'être qui transcende vos objectifs personnels. C'est la force motrice qui vous pousse à vous lever le matin et à persévérer face aux difficultés. Il est souvent lié à vos valeurs fondamentales et à votre désir de contribuer à quelque chose de plus grand que vous, Pose toi la question tu veux être qui dans la vie, prend ton lit et marche.

Pour identifier votre "purpose", posez-vous des questions comme :

Qu'est-ce qui me révolte dans le monde ? Qu'est-ce que j'aimerais changer ?

Quels sont les problèmes qui me tiennent particulièrement à cœur ?

Qu'est-ce que je fais naturellement bien et qui pourrait être utile aux autres ?

Si j'avais des ressources illimitées, comment passerais-je mon temps pour faire une différence ?

Votre "purpose" n'a pas besoin d'être une déclaration grandiose. Il peut s'agir d'un désir profond d'aider les autres, de créer de la beauté, de transmettre des connaissances ou de défendre une cause qui vous tient à cœur.

Comment vos valeurs et vos passions peuvent guider la direction de votre vie.

Vos valeurs sont les principes qui vous guident, et vos passions sont les moteurs qui vous donnent l'énergie. Lorsque vous alignez la direction de votre vie avec vos valeurs et que vous poursuivez des activités qui vous passionnent, vous créez un chemin authentique et porteur de sens.

Votre "pourquoi" est souvent le point de convergence de vos valeurs et de vos passions. Il répond à la question de savoir pourquoi il est important pour vous de poursuivre certaines voies et d'atteindre certains objectifs. Il donne une profondeur et une signification à vos actions, transformant des tâches potentiellement banales en contributions significatives à votre "purpose".

Prenez le temps de méditer sur ces questions. La clarté de votre "pourquoi" peut être une boussole puissante pour vous guider hors de votre sentiment de blocage et vous donner une nouvelle perspective sur votre vie et vos possibilités.

Quelles premières réflexions émergent lorsque vous pensez à votre "pourquoi" ? Y a-t-il des valeurs ou des causes qui vous tiennent particulièrement à cœur ? Souhaitez-vous que nous passions au dernier chapitre de cette première partie, en visualisant votre futur souhaité ?

Parfait ! Pour clore cette première partie consacrée à la clarté, nous allons maintenant utiliser la puissance de la visualisation pour créer une image inspirante de votre futur souhaité.

CHAPITRE 4 : VISUALISER VOTRE FUTUR SOUHAITÉ **Peindre le Tableau de Votre Réussite**

Maintenant que vous avez exploré votre présent, reconnecté à vos passions et défini votre "pourquoi", il est temps de donner une forme concrète à vos aspirations. La visualisation est un outil puissant qui permet d'engager votre esprit et vos émotions dans la direction de vos désirs. En créant une image claire et vivante de votre futur souhaité, vous renforcez votre motivation et vous ouvrez les portes à de nouvelles possibilités.

Exercices de visualisation pour créer une image claire de la vie que vous désirez.

Trouvez un endroit calme où vous ne serez pas dérangé. Fermez les yeux et prenez quelques respirations profondes pour vous détendre. Ensuite, laissez votre imagination vous guider.

Votre Journée Idéale : Imaginez-vous dans un futur où vous vous sentez pleinement épanoui et débloqué. Comment se déroule votre journée idéale ?

Où vous réveillez-vous ? Comment vous sentez-vous ?

Quelles sont les activités que vous entreprenez ? Avec qui passez-vous du temps ?

Quel est votre travail ou votre contribution au monde ? Comment vous sentez-vous en le faisant ?

Quelles sont les émotions que vous ressentez tout au long de cette journée ? (Joie, satisfaction, gratitude, etc.)

Quels sont les sons, les odeurs, les images qui vous entourent ? Rendez cette scène aussi vivante et détaillée que possible.

Votre Espace de Vie Idéal : Visualisez l'endroit où vous vivez. Comment est-il aménagé ? Quelle atmosphère s'en dégage ? Est-ce un lieu qui vous inspire et vous soutient ?

Vos Relations Idéales : Imaginez vos relations avec votre famille, vos amis, votre partenaire. Comment sont vos interactions ? Quel niveau de soutien et de connexion ressentez-vous ?

Votre Vous Idéal : Visualisez la personne que vous êtes devenue. Quelles sont vos qualités ? Comment vous comportez-vous ? Quelles sont vos compétences et vos réalisations ?

Pendant ces visualisations, ne vous censurez pas. Laissez vos rêves les plus audacieux prendre forme. Plus votre image est claire et émotionnellement engageante, plus elle sera puissante.

Explorer différents aspects de cette vision.

Prenez le temps d'explorer différents aspects de votre vie dans cette vision :

Carrière/Contribution : Quel est votre rôle professionnel ou la manière dont vous contribuez au monde ? Vous sentez-vous valorisé et utile ?

Relations : Comment sont vos liens avec les autres ? Sont-ils nourrissants et épanouissants ?

Bien-être : Comment vous sentez-vous physiquement et émotionnellement ? Prenez-vous soin de vous ?

Croissance personnelle : Quelles sont les connaissances et les compétences que vous avez acquises ? Comment avez-vous évolué en tant que personne ?

Loisirs et passions : Comment intégrez-vous vos passions et vos loisirs dans votre vie ? Vous accordez-vous du temps pour ce qui vous apporte de la joie ?

Comment cette vision peut devenir une source de motivation puissante.

Votre vision de votre futur souhaité devient une ancre, une étoile polaire qui guide vos pas. Elle vous rappelle pourquoi vous avez entrepris ce chemin de déblocage. Lorsque vous vous sentez découragé ou perdu, revenir à cette image peut raviver votre motivation et vous donner la force de persévérer.

Gardez cette vision présente dans votre esprit. Vous pouvez la noter, créer un tableau de vision avec des images qui la représentent, ou simplement la revisiter régulièrement dans votre imagination. Plus vous vous connectez émotionnellement à cette vision, plus elle deviendra une force motrice dans votre vie.

Cette première partie vous a permis de lever le voile sur votre présent et de commencer à dessiner les contours de votre avenir désiré. Vous avez exploré vos passions, votre "pourquoi" et vous avez commencé à visualiser où vous voulez aller. La prochaine étape consiste à tracer la route pour y arriver : c'est ce que nous aborderons dans la partie suivante consacrée au PLAN.

Comment s'est déroulée cette visualisation ? Quelles images ou émotions ont été les plus marquantes ? Êtes-vous prêt à passer à la deuxième partie pour commencer à élaborer un plan ?

MÉTHODE 2

Deuxième méthode Pour commencer le processus de déblocage, il faut s'identifier à ce qui guide réellement nos choix et nous définit.

Il existe de nombreuses personnes qui se sentent bloquées dans leur vie, souvent en raison de doutes personnels, de peurs ou d'un manque de direction. Prenons l'exemple de Sarah une amie.

Sarah a 25 ans a terminé ses études. Elle cherche un emploi depuis 3 ans sans succès. Elle se sent insatisfaite, mais ne sait pas comment changer sa situation. Elle commence à rêver, comment avoir un grand salon de tressage du quartier, mais la peur de l'échec et le manque de confiance en elle l'empêchent d'avancer.

Pour commencer à se libérer, Sarah a d'abord commencé par s'identifier. Cela signifie qu'elle a commencé à :

1. Reconnaître ses passions: Elle a réfléchir à ce qui l'anime vraiment, ce qu'elle aimerait faire si elle n'avait pas peur.

LA PEUR: "la peur de la souffrance est plus que la souffrence elle-même"

(J.K ROWLING)

La peur est une chose, ou un esprit, qui nous fait reculer. Lorsque nous avons une vision à réaliser, c'est d'abord la peur qui vient intervenir pour nous arrêter. Alors, il faut se dire : même si j'essaie et que ça ne marche pas, qu'est-ce que je risque de perdre ?

Edison a échoué 10 000 fois avant de fabriquer l'ampoule. Un journaliste lui a demandé comment il se sentait face à ces échecs. Il a répondu : « Je n'ai pas échoué 10 000 fois, j'ai appris 10 000 leçons. »

Ainsi, l'échec nous apprend à réussir avec force et puissance. L'échec est une clé du développement personnel.

Voici les éléments qui amène la peur dans la vie:

- INSERTITUDE FINANCIÈRE : la crainte de manquer le fonds ou de ne pas atteindre la rentabilité
- ÉCHEC : La peur de ne pas réussir et de perdre du temps, de l'argent ou de la réputation.
- RESPONSABILITÉ : La charge de prendre des décisions importantes et de gérer une équipe.
- CONCURRENCE :L'angoisse face à des concurrents établis ou à l'incapacité de se différencier.
- MANQUE DE COMPÉTENCES : La perception de ne pas avoir les compétences nécessaires pour diriger une entreprise.
- ISOLATION : La solitude que peuvent ressentir les entrepreneurs, surtout au début.
- RISQUE DE BURNOUT : La peur de s'épuiser en raison des exigences de l'entrepreneuriat.
- RÉSEAU LIMITÉ : La difficulté à établir des connexions utiles pour le développement de l'entreprise

Ces éléments peuvent être intimidants, mais ils font également partie du processus d'apprentissage et de croissance pour un déblocage

Dans la vie, pour se débloquer, nous avons besoin de connaître nos passions. C'est une grande chose qui peut mener l'homme à un déblocage.

En reconnaissant nos passions, cela nous donne une vision claire de la vie et nous pousse à agir. Sans connaître nos passions, rien ne peut fonctionner.

Alors, prends le temps de méditer, même 20 minutes par jour, sur ce que tu peux faire dans la vie, et faire La méditation sur soi est une clé qui débloque les blocages. Beaucoup de personnes sont bloquées, mais elles n'arrivent pas à méditer sur elles-mêmes.

Enfin trouver la passion que vous allez bien exercer sans honte, sans craintes et avec les pensées positives, pour être totalement débloqué dans la vie.

PARTIE 2 : PLAN - Tracer la Route Vers Votre Destination

CHAPITRE 5 : LE BRAINSTORMING DES POSSIBILITÉS : Explorer les Chemins Potentiels

Maintenant que vous avez une vision plus claire de ce que vous désirez, il est temps d'explorer les différentes manières d'y parvenir. Ce chapitre est une invitation à la créativité et à l'ouverture d'esprit. Ne vous limitez pas aux solutions évidentes ; explorez un large éventail de possibilités pour atteindre votre futur souhaité.

Générer différentes options et directions possibles en fonction de votre clarté nouvellement acquise.

En vous basant sur vos passions, vos valeurs et votre vision, commencez à réfléchir aux différents chemins qui pourraient vous y mener. Posez-vous des questions ouvertes :

Quelles sont les premières étapes logiques qui pourraient vous rapprocher de votre vision ?

Quelles sont les compétences ou les connaissances que vous pourriez acquérir ?

Quelles sont les personnes ou les ressources qui pourraient vous aider ?

Quels types de changements pourriez-vous apporter à votre vie actuelle ? (Changement de carrière, nouvelles habitudes, développement personnel, etc.)

Si l'argent et le temps n'étaient pas un obstacle, quelles seraient les options les plus audacieuses que vous envisageriez ?

Utilisez les techniques de brainstorming que nous avons évoquées précédemment (tempête d'idées libre, carte mentale, "et si... ?") pour générer un maximum d'idées. L'objectif est d'avoir un large éventail d'options à considérer.

Ne pas se limiter aux solutions évidentes, explorer des pistes créatives.

Sortez des sentiers battus. Parfois, les solutions les plus efficaces sont celles aux quelles on ne pense pas immédiatement. Osez envisager des approches non conventionnelles ou des combinaisons d'idées.

Inspirez-vous d'autres domaines : Comment des personnes dans des secteurs différents ont-elles surmonté des défis similaires ?

Pensez à vos talents uniques : Comment vos dons naturels pourraient-ils vous ouvrir des portes inattendues ?

Soyez curieux : Explorez de nouvelles informations, lisez des articles, parlez à des personnes aux parcours différents.

Comment vos passions et vos talents peuvent ouvrir des voies inattendues.

Vos passions peuvent vous donner l'énergie et la motivation nécessaires pour explorer des chemins moins conventionnels. Vos talents peuvent vous offrir des avantages uniques dans certaines directions que d'autres n'auraient pas envisagées.

Par exemple, si votre passion est l'écriture et que vous avez un talent pour la communication, vous pourriez envisager de créer un blog, d'écrire un livre, ou de devenir un copywriter freelance. Si votre passion est le jardinage et que vous avez un don pour l'organisation, vous pourriez créer des ateliers de jardinage à domicile ou concevoir des espaces verts.

Laissez vos passions et vos talents vous guider dans l'exploration des possibilités. Ils peuvent vous révéler des voies inattendues mais profondément satisfaisantes.

Ce chapitre est une invitation à la créativité et à l'ouverture. Plus vous explorerez d'options, plus vous aurez de chances de trouver la route qui vous convient le mieux pour atteindre votre destination.

Quelles premières idées de chemins potentiels émergent de votre réflexion ? Y a-t-il des pistes créatives que vous n'aviez pas envisagées auparavant ? Êtes-vous prêt à passer au chapitre suivant pour évaluer ces options ?

CHAPITRE 6 : ÉVALUER LES OPÉRATION : Choisir la Direction qui Vous Inspire le Plus

Avoir plusieurs options est une bonne chose, mais il est crucial de prendre le temps de les analyser pour faire un choix éclairé. Ce chapitre vous guidera à travers un processus d'évaluation pour vous aider à identifier la direction qui résonne le plus avec vous et qui a le plus de potentiel pour vous mener vers votre futur souhaité.

Analyser les avantages et les inconvénients de chaque option.

Pour chaque chemin potentiel que vous avez identifié, prenez le temps de lister les avantages et les inconvénients. Soyez honnête et exhaustif dans votre analyse. Considérez les aspects suivants :

Alignement avec vos passions et vos valeurs : Cette option vous permettra-t-elle de vous engager dans des activités qui vous passionnent et qui sont en accord avec vos valeurs fondamentales ?

Potentiel d'épanouissement : Cette voie vous offrira-t-elle des opportunités de croissance personnelle et d'épanouissement ?

Faisabilité : Quelles sont les ressources (temps, argent, compétences) nécessaires pour suivre cette voie ? Les avez-vous ou pouvez-vous les acquérir ?

Risques et défis : Quels sont les obstacles potentiels que vous pourriez rencontrer sur ce chemin ? Êtes-vous prêt à les affronter ?

Impact sur votre vie : Comment cette option affectera-t-elle votre vie personnelle, vos relations et votre bien-être ?

Potentiel à long terme : Cette direction vous mènera-t-elle vers votre vision à long terme ? Est-ce une voie durable pour vous ?

Créez un tableau comparatif pour visualiser clairement les avantages et les inconvénients de chaque option. Cela vous aidera à avoir une vue d'ensemble et à comparer les différentes possibilités.

Considérer vos ressources, vos compétences et vos contraintes.

Soyez réaliste quant à vos ressources actuelles (financières, temps disponible, réseau de contacts). Évaluez honnêtement vos compétences et vos talents. Quelles sont vos forces sur lesquelles vous pouvez vous appuyer ? Quelles sont les compétences que vous devrez développer ?

Tenez également compte de vos contraintes personnelles (obligations familiales, limitations physiques, engagements existants). Choisir une direction qui tient compte de vos réalités augmentera vos chances de succès.

Écouter votre intuition pour choisir la voie qui résonne le plus avec vous.

Au-delà de l'analyse rationnelle, accordez une attention particulière à votre intuition. Quelle option vous excite le plus ? Quelle voie vous donne un sentiment d'alignement et d'enthousiasme ? Souvent, notre intuition nous guide vers les chemins qui sont les plus justes pour nous, même si la logique ne les explique pas toujours complètement.

Faites confiance à votre ressenti. La direction qui vous inspire le plus est celle qui a le plus de chances de vous maintenir motivé et engagé sur le long terme.

Ce chapitre est une invitation à la prise de décision éclairée. En évaluant soigneusement vos options en tenant compte de vos aspirations, de vos ressources et de votre intuition, vous serez en mesure de choisir la direction qui vous propulsera avec confiance vers votre futur souhaité.

Après cette évaluation, y a-t-il une direction qui se démarque pour vous ? Quelle voie vous inspire le plus ? Êtes-vous prêt à passer au chapitre suivant pour commencer à décomposer cette vision en étapes concrètes ?

Parfait ! Maintenant que vous avez une direction claire en tête, il est temps de rendre votre vision plus tangible en la décomposant en étapes plus petites et gérables. C'est l'architecture de votre progression.

CHAPITRE 7 : DÉCOMPOSER LA VISION EN ÉTAPES : Créer une Architecture de Progression

Votre vision de votre futur souhaité peut sembler lointaine et intimidante si vous la considérez comme un tout. La clé pour la rendre réalisable est de la diviser en étapes plus petites, des jalons qui vous permettront de progresser de manière méthodique et de maintenir votre motivation en visualisant des avancées concrètes.

Identifier les grandes étapes nécessaires pour atteindre votre vision.

Pensez à la direction que vous avez choisie. Quelles sont les grandes phases ou les domaines clés que vous devrez traverser pour atteindre votre objectif final ? Ces grandes étapes peuvent être temporelles (par exemple, la première année, les cinq prochaines années), thématiques (par exemple, développement de compétences, recherche de financement, lancement d'un projet), ou liées à des réalisations majeures.

Par exemple, si votre vision est de changer de carrière pour devenir coach en bien-être, vos grandes étapes pourraient être :

- Explorer et définir votre niche de coaching.
- Acquérir les certifications et les connaissances nécessaires.
- Développer votre offre de coaching.
- Construire votre réseau et trouver vos premiers clients.
- Lancer officiellement votre activité de coaching.
- Organiser ces étapes de manière logique et séquentielle.

Une fois que vous avez identifié les grandes étapes, réfléchissez à l'ordre dans lequel elles doivent se dérouler. Certaines étapes devront peut-être être complétées avant de pouvoir passer à la suivante. Créez une séquence logique qui vous permettra de progresser de manière fluide.

Utilisez un outil visuel comme une ligne du temps, un organigramme ou une simple liste numérotée pour organiser vos étapes. Cela vous donnera une vue d'ensemble claire du chemin à parcourir.

Visualiser le chemin à parcourir pour le rendre plus concret et moins intimidant.

En décomposant votre vision en étapes plus petites, vous la rendez beaucoup moins intimidante. Chaque étape devient un objectif plus accessible et plus facile à imaginer. Visualisez-vous en train de franchir chaque étape avec succès. Imaginez les actions que vous devrez entreprendre et les résultats que vous obtiendrez.

Cette visualisation du chemin à parcourir renforce votre confiance et vous donne un sentiment de contrôle. Elle transforme un objectif lointain en une série de tâches réalisables.

Ce chapitre est une invitation à la planification stratégique. En identifiant les grandes étapes et en les organisant de manière logique, vous créez une architecture solide pour votre progression vers votre futur souhaité. La prochaine partie se concentrera sur la transformation de ces étapes en objectifs concrets et mesurables.

Quelles sont les premières grandes étapes qui vous viennent à l'esprit pour atteindre votre direction choisie ? Comment pourriez-vous les organiser de manière séquentielle ? Êtes-vous prêt à passer à la troisième partie pour définir des objectifs clairs ?

MÉTHODE 2

Un auteur reconnu pour ses contributions à la définition et à la compréhension du plan d'affaires est William A. Sahlman, professeur à la Harvard Business School. Il a souligné l'importance d'une approche structurée et analytique dans la rédaction d'un plan d'affaires.

Une citation pertinente de Sahlman est :

"Un bon plan d'affaires peut aider à faire un bon projet crédible, compréhensible et attrayant pour quelqu'un qui ne connaît pas l'entreprise."

Cette citation met en avant l'importance d'un plan d'affaires bien conçu pour communiquer efficacement la vision et les objectifs d'une entreprise.

En effet, lorsque Joëlle Mwembo a eu deux semaines de réflexion sur cette passion, elle est directement passée par la réflexion d'élargir un plan pour ce qu'elle peut faire, afin de trouver de meilleurs résultats.

Pour cette étape, veuillez toujours prendre un papier et un stylo pour bien faire votre plan d'affaires, mais ce n'est pas si facile de faire un plan d'affaires. Alors, je peux vous aider à comprendre comment Joëlle Mwembo a procédé pour faire son plan d'affaires.

Exemple A

Alors, imagine que tu veux devenir un super vendeur dans un magasin. C'est un peu comme vouloir devenir un champion dans un sport, ça ne se fait pas du jour au lendemain. Il faut un plan !

Première étape : Connaître le terrain de jeu. C'est quoi le magasin où tu veux vendre ? Quels sont les produits qu'ils proposent ? Qui sont les clients qui viennent acheter ? Plus tu connais le magasin et ses produits, plus tu seras à l'aise pour en parler aux gens. C'est comme connaître les règles du jeu avant de commencer à jouer.

Deuxième étape : Fixe-toi un objectif. Qu'est-ce que tu veux accomplir en tant que vendeur ? Est-ce que tu veux juste faire ton travail correctement ? Ou est-ce que tu veux devenir le meilleur vendeur du mois ? Peut-être que tu veux apprendre à bien conseiller les clients ou à atteindre un certain chiffre de ventes. Avoir un objectif clair, c'est comme avoir un but à marquer pendant un match.

Troisième étape : Apprends les techniques. Vendre, ce n'est pas juste parler. Il y a des façons de bien accueillir les clients, de comprendre ce qu'ils cherchent, de leur présenter les produits de manière intéressante, de répondre à leurs questions et même de conclure la vente. C'est comme apprendre les différentes techniques de dribble et de passe au foot. Tu peux observer les bons vendeurs, demander des conseils à ton responsable ou même chercher des formations.

Quatrième étape : Entraîne-toi ! La théorie, c'est bien, mais la pratique, c'est mieux. Chaque client est une occasion de t'améliorer. Essaie différentes approches, observe ce qui marche et ce qui ne marche pas. C'est comme s'entraîner encore et encore pour perfectionner tes gestes.

Cinquième étape : Sois organisé. Connaître les stocks, savoir où trouver les produits, être capable de gérer la caisse rapidement... Tout ça, ça aide à être plus efficace et à donner une bonne image aux clients. C'est comme avoir son équipement bien rangé avant un match pour ne pas perdre de temps à chercher ses chaussures.

Sixième étape : Sois positif et motivé. Les clients le sentent quand tu es content d'être là et que tu aimes ce que tu fais. Un sourire, un mot gentil, ça peut faire toute la différence. C'est comme encourager ton équipe même quand le score est serré.

Septième étape : Demande du feedback. N'hésite pas à demander à tes collègues ou à ton responsable ce que tu peux améliorer. Les critiques constructives, c'est comme les conseils de ton coach, ça t'aide à progresser.

En gros, pour bien vendre dans un magasin, il faut se préparer, se fixer des objectifs, apprendre les ficelles du métier, s'entraîner, être organisé, positif et toujours chercher à s'améliorer. C'est un peu comme tracer un plan pour devenir un excellent vendeur, étape par étape ! Alors, prêt à devenir le meilleur vendeur du magasin ?

Exemple 2

Élaborer un plan, c'est un peu comme préparer un voyage. Tu as une destination (ton objectif) et tu dois trouver le meilleur chemin pour y arriver. Voici les étapes clés, expliquées simplement :

1. Définir clairement ta destination (l'objectif) :

Qu'est-ce que tu veux accomplir exactement ? Sois précis. Au lieu de dire "Je veux être en meilleure forme", dis "Je veux pouvoir courir 5 kilomètres sans m'arrêter d'ici trois mois".

Pourquoi c'est important pour toi ? Comprendre ta motivation t'aidera à rester engagé.

2. Faire l'état des lieux (la situation actuelle) :

Où en es-tu maintenant par rapport à ton objectif ? Quels sont tes points forts et tes points faibles ? Dans l'exemple de la course, peut-être que tu peux courir 1 kilomètre sans t'arrêter pour l'instant.

Quelles sont les ressources à ta disposition ? (Temps, argent, compétences, personnes qui peuvent t'aider, etc.)

3. Tracer la route (les étapes) :

Découpe ton grand objectif en petites étapes plus faciles à gérer. Pour courir 5 km, tu peux te fixer des objectifs intermédiaires : courir 1.5 km la première semaine, 2 km la deuxième, et ainsi de suite.

Pour chaque étape, réfléchis aux actions concrètes que tu dois entreprendre. Par exemple, pour augmenter ta distance de course, tu peux prévoir des séances d'entraînement spécifiques certains jours de la semaine.

4. Prévoir les obstacles (les imprévus) :

Qu'est-ce qui pourrait t'empêcher d'atteindre ton objectif ? (Manque de temps, blessures, manque de motivation, etc.)

Comment vas-tu gérer ces obstacles si ils se présentent ? Avoir des solutions de rechange peut t'aider à ne pas te décourager. Par exemple, si tu ne peux pas courir à cause de la pluie, tu peux faire des exercices à la maison.

5. Fixer un calendrier (le timing) :

Quand est-ce que tu veux atteindre ton objectif final ?

Fixe des dates limites pour chaque étape intermédiaire. Cela te permettra de suivre tes progrès et de rester motivé.

6. Mettre ton plan par écrit (la carte) :

Note toutes les étapes, les actions, les dates limites. Un plan écrit est plus concret et facile à suivre. Tu peux utiliser un cahier, un document sur ton ordinateur, ou même une application de gestion de tâches.

7. Suivre et ajuster ton plan (le GPS) :

Vérifie régulièrement tes progrès. Est-ce que tu es sur la bonne voie ?

Sois prêt à ajuster ton plan si nécessaire. La vie est pleine d'imprévus. Si une étape est plus difficile que prévu, donne-toi plus de temps ou trouve une autre approche. L'important est de continuer à avancer vers ton objectif.

En résumé, élaborer un plan c'est : Définir → Analyser → Organiser → Anticiper → Planifier → Suivre → Adapter. C'est une démarche logique qui t'aide à passer d'une idée à la réalité de manière plus efficace.

Lorsque JOËLLE trouva le plan, elle commença directement à se poser des questions suivants:

- **Quelle est mon idée d'entreprise et quel problème résout-elle ?**
- **Quel est mon marché cible ?**
- **Quelle est ma concurrence ?**
- **Quels sont mes avantages concurrentiels ?**
- **Quel est mon modèle économique ?**
- **Quels sont mes besoins de financement ?**
- **Quels sont mes risques et défis potentiels ?**
- **Suis-je passionné par cette idée et prêt à travailler dur pour la concrétiser ?**

QUESTION 1

Pourquoi cette question pour réaliser les objectifs! Se poser la question "Quelle est mon idée d'entreprise et quel problème résout-elle ?" est crucial pour plusieurs raisons :

Valider l'idée : Cela vous force à articuler clairement votre concept et à vérifier s'il répond à un besoin réel. Si vous ne pouvez pas expliquer clairement le problème que vous résolvez, il est possible que votre idée ne soit pas viable.

Identifier le marché cible :Comprendre le problème vous aide à définir qui sont les personnes ou les entreprises qui en souffrent. Cela vous permet de cibler vos efforts de marketing et de vente de manière plus efficace.

Définir la proposition de valeur :En comprenant le problème, vous pouvez mieux définir la valeur que votre entreprise apporte à ses clients. Cela vous aide à créer un message marketing clair et convaincant.

Différenciation : En comprenant le problème en profondeur, vous pouvez identifier des solutions uniques ou des approches nouvelles qui vous différencient de la concurrence.

Motivation et persévérance : Savoir que vous résolvez un problème réel et que vous apportez une valeur ajoutée aux autres peut vous aider à rester motivé et persévérant face aux défis de l'entrepreneuriat.

En résumé, cette question est fondamentale pour s'assurer que votre entreprise a une base solide et une chance de succès. Elle vous aide à valider votre idée, à comprendre votre marché, à définir votre proposition de valeur et à vous différencier de la concurrence.

QUESTION 2

Le marché cible représente un groupe spécifique de consommateurs ou d'entreprises que vous identifiez comme étant les plus susceptibles d'acheter vos produits ou services. Il s'agit du segment de marché sur lequel vous concentrez vos efforts de marketing et de vente. Définir un marché cible n'est pas simplement une question de démographie (âge, sexe, revenu), mais aussi de psychographie (valeurs, intérêts, style de vie) et de comportement d'achat.

Pourquoi Définir un Marché Cible est Crucial

Cibler un groupe spécifique permet de concentrer vos ressources (temps, argent, personnel) sur les prospects les plus qualifiés. Au lieu de disperser vos efforts, vous maximisez l'impact de chaque action marketing. Imaginez que vous vendez des chaussures de randonnée haut de gamme. Cibler tous les consommateurs serait inefficace. Concentrer vos efforts sur les passionnés de randonnée, les membres de clubs de plein air et les personnes vivant dans des régions montagneuses serait beaucoup plus pertinent.

En vous concentrant sur un segment spécifique, vous pouvez mieux comprendre leurs besoins, leurs désirs, leurs frustrations et leurs motivations. Cette connaissance approfondie vous permet d'adapter vos produits, vos services et votre communication pour répondre précisément à leurs attentes. Par exemple, si votre marché cible est constitué de jeunes professionnels urbains, vous pouvez concevoir des produits et des services qui répondent à leurs besoins de commodité, de style et de connectivité.

La connaissance intime de votre marché cible vous permet de développer des produits et des services qui répondent à des besoins spécifiques et résolvent des problèmes concrets. Vous pouvez ainsi créer une offre plus attractive et pertinente que celle de vos concurrents qui s'adressent à un marché plus large. Si votre marché cible est constitué de petites entreprises, vous pouvez développer des solutions logicielles abordables et faciles à utiliser qui répondent à leurs besoins spécifiques en matière de gestion de la comptabilité ou de la relation client.

En vous concentrant sur un marché de niche, vous pouvez devenir un expert dans ce domaine et vous différencier de la concurrence qui s'adresse à un marché plus vaste. Cette spécialisation vous permet de construire une marque forte et de fidéliser vos clients. Par exemple, une entreprise qui se concentre sur la vente de produits biologiques et équitables peut se différencier des grandes chaînes de supermarchés en offrant une sélection plus pointue et en mettant en avant ses valeurs éthiques.

Communication Plus Efficace : En connaissant votre marché cible, vous pouvez adapter votre langage, votre ton, vos images et vos canaux de communication pour atteindre efficacement votre public. Vous pouvez ainsi créer des messages marketing plus pertinents et plus persuasifs qui résonnent avec les valeurs et les aspirations de votre cible. Par exemple, si votre marché cible est constitué d'adolescents, vous pouvez utiliser les réseaux sociaux qu'ils fréquentent, employer un langage jeune et branché, et créer des contenus visuels attrayants.

COMMENT DÉFINIR VOTRE MARCHÉ CIBLE

1. Analysez Votre Produit/Service : Identifiez les avantages et les caractéristiques de votre offre et déterminez quels types de personnes ou d'entreprises seraient les plus susceptibles d'en bénéficier.

2. Étudiez Votre Marché : Réalisez des études de marché pour comprendre les besoins, les tendances et les comportements des différents segments de marché.

3. Segmentez Votre Marché : Divisez votre marché en groupes plus petits et homogènes en fonction de critères démographiques, psychographiques et comportementaux.

4. Évaluez les Segments : Évaluez l'attractivité de chaque segment en fonction de sa taille, de sa croissance potentielle, de sa rentabilité et de son accessibilité.

5. Choisissez Votre Cible : Sélectionnez le ou les segments les plus prometteurs et concentrez vos efforts sur eux.

En conclusion, définir un marché cible est une étape fondamentale pour toute entreprise ou personnes qui souhaite réussir. Cela permet d'optimiser les ressources, de mieux comprendre les clients, de développer des produits pertinents, d'obtenir un avantage concurrentiel et de communiquer plus efficacement. Prenez le temps de bien définir votre marché cible et vous augmenterez considérablement vos chances de succès.

L'importance de ciblé sa vision, nous permet de diminuer aussi la peur , et ça donne le courage d'avancer, alors il faut bien ciblé ceque vous aviez bien identifier de faire pour vous débloquer dans la vie.

Lorsque vous vous faite les ciblage, donner vous la force , arrêter de vous faire peur, il faut toujours essayer pour voir le résultat. C'est pas seulement pour ceux qui veulent faire de commerce, non, le problème est que, toute personne qui veulent réaliser quelque chose dans la vie , pour être débloqué, ex: les acteur, humoriste, comédien, artiste, enseignement et bien d'autres.

QUESTION 3

Quelle est ma concurrence : Identifier et Comprendre ses Rivaux

Identification des Concurrents, Il s'agit de lister toutes les entreprises qui proposent des produits ou services similaires aux vôtres, ou qui répondent aux mêmes besoins de vos clients, même de manière différente. Cela inclut les concurrents directs (qui offrent la même chose) et indirects (qui offrent une solution alternative).

Analyse Approfondie,Une fois identifiés, il faut étudier leurs forces et leurs faiblesses, leurs stratégies de prix, leur positionnement sur le marché, leur communication, leur part de marché, et leur clientèle.

Compréhension du Paysage Concurrentiel, Cette analyse permet de comprendre comment vous vous situez par rapport à eux, d'identifier vos avantages concurrentiels, et de déterminer comment vous pouvez vous différencier pour attirer et fidéliser les clients.

Adaptation et Innovation, Connaître sa concurrence permet d'anticiper leurs actions, de s'adapter aux évolutions du marché, et d'innover pour rester compétitif.

Base de la Stratégie, L'analyse de la concurrence est un élément essentiel pour définir votre stratégie marketing, votre positionnement, et vos objectifs commerciaux.

En résumé, comprendre sa concurrence est vital pour se positionner efficacement sur le marché, se différencier, et assurer la pérennité de son entreprise. Rien de nouveau sous le soleil, dit la Bible, alors toute choses que tu peux faire, il y a toujours les gens qui ont déjà commencé a le faire, ou qui ont pensé à ça , alors même si il y a beaucoup de concurrents, Jete toit aussi avec intelligence, en identifiant les faiblesse des autres.

Donc, en identifiant les faiblesse des autres, nous donne des pensées positives pour être meilleur que les autres. N'est jamais dit, dans cette affaire il y a déjà beaucoup de gens, alors il gna pas trop de marché, non c'est une chose qui nous donne la peur et les pensées Négatives.

QUESTION 4

Avantages Concurrentiels : Votre Carte Maîtresse pour le Succès

Les avantages concurrentiels sont les éléments distinctifs qui permettent à votre entreprise de se démarquer de la concurrence et d'attirer les clients. Ils représentent la valeur unique que vous offrez et qui incite les consommateurs à choisir vos produits ou services plutôt que ceux de vos rivaux. En d'autres termes, ce sont vos "super pouvoirs" sur le marché.

L'Importance Stratégique des Avantages Concurrentiels

Dans un environnement commercial de plus en plus compétitif, où les consommateurs ont l'embarras du choix, il est crucial de posséder des avantages concurrentiels solides. Ils ne sont pas seulement un atout, mais une nécessité pour :

Se Différencier : Éviter la banalisation et se démarquer dans un océan d'offres similaires.

Attirer les Clients : Créer une proposition de valeur irrésistible qui attire l'attention et suscite l'intérêt.

Fidéliser la Clientèle : Offrir une expérience client supérieure qui encourage la fidélité et le bouche-à-oreille positif.

Améliorer la Rentabilité : Justifier des prix plus élevés ou augmenter les volumes de vente grâce à une valeur perçue supérieure.

Assurer la Pérennité : Bâtir une entreprise durable et résiliente, capable de s'adapter aux évolutions du marché et de résister à la concurrence

En Conclusion :

Les avantages concurrentiels sont le moteur de votre succès. Ils vous permettent de vous démarquer, d'attirer les clients, de fidéliser la clientèle et d'assurer la pérennité de votre entreprise. Prenez le temps de les identifier, de les développer et de les valoriser, et vous serez en mesure de prospérer dans un environnement commercial de plus en plus exigeant. N'oubliez pas que les avantages concurrentiels ne sont pas statiques : ils doivent être constamment entretenus, améliorés et adaptés aux évolutions du marché.

QUESTION 5

Votre Modèle Économique : La Recette de Votre Succès

Le modèle économique est le plan directeur qui décrit comment votre entreprise crée, fournit et capture de la valeur. Il s'agit de la logique fondamentale qui sous-tend la façon dont vous gagnez de l'argent et assurez la pérennité de votre activité. En d'autres termes, c'est la "recette" qui vous permet de transformer une idée en une entreprise prospère.

Pourquoi un Modèle Économique est-il Essentiel ?

Un modèle économique bien défini est crucial pour plusieurs raisons :

Clarté et Orientation, Il fournit une vision claire de la façon dont votre entreprise fonctionne et de la façon dont elle génère des revenus, ou votre façon d'évoluer avec les choses

Prise de Décision, Il aide à prendre des décisions éclairées concernant les investissements, les partenariats et les stratégies de croissance. Il permet de communiquer efficacement votre vision et votre stratégie aux investisseurs, aux employés et aux partenaires.Adaptation, Il facilite l'adaptation aux changements du marché et à la concurrence.

Innovation, Il encourage l'innovation en vous incitant à repenser la façon dont vous créez et fournissez de la valeur.

LES 9 ÉLÉMENTS CLÉS D'UN MODÈLE ÉCONOMIQUE

Le Business Model Canvas, un outil populaire pour concevoir et analyser les modèles économiques, identifie neuf éléments clés :

1. **Segments Clients** :Qui sont vos clients cibles ? Quels sont leurs besoins, leurs désirs et leurs caractéristiques ? Définir clairement vos segments clients vous permet d'adapter votre offre et votre communication à leurs besoins spécifiques.

2. **Propositions de Valeur** : Quels problèmes résolvez-vous pour vos clients ? Quels avantages uniques offrez-vous ? Votre proposition de valeur est la raison pour laquelle les clients vous choisissent plutôt que vos concurrents.

3. **Canaux** : Comment atteignez-vous vos clients et leur livrez-vous votre proposition de valeur ? Les canaux comprennent les canaux de communication, de distribution et de vente.

4. **Relations Clients** : Quel type de relation entretenez-vous avec vos clients ? Les relations clients peuvent être personnelles, automatisées, transactionnelles, ou basées sur la communauté.

5. **Flux de Revenus** : Comment gagnez-vous de l'argent ? Les flux de revenus peuvent provenir de la vente de produits, des abonnements, des licences, de la publicité, ou d'autres sources.

6. **Ressources Clés** : Quels actifs sont essentiels à votre activité ? Les ressources clés peuvent être physiques, financières, intellectuelles ou humaines.

7. **Activités Clés :** Quelles sont les actions les plus importantes pour faire fonctionner votre modèle ? Les activités clés comprennent la production, le marketing, la vente, le développement, ou le service client.

8. **Partenariats Clés** : Avec qui devez-vous collaborer pour réussir ? Les partenariats clés peuvent inclure les fournisseurs, les distributeurs, les alliances stratégiques, ou les coentreprises.

9. **Structure des Coûts** : Quels sont les coûts les plus importants liés à votre activité ? Les coûts peuvent être fixes, variables, directs ou indirects.

LES PRINCIPAUX TYPES DE MODELS ÉCONOMIQUE

Il existe de nombreux types de modèles économiques, chacun ayant ses propres caractéristiques et avantages. Voici quelques exemples courants :

Vente au Détail : Vendre des produits directement aux consommateurs, généralement dans un magasin physique ou en ligne.

Abonnement : Facturer des frais récurrents pour un accès continu à un produit ou service.

Freemium : Offrir une version de base gratuite et facturer pour des fonctionnalités premium.

Publicité : Générer des revenus en affichant des publicités sur votre site web, votre application ou vos produits.

Marketplace : Mettre en relation acheteurs et vendeurs et prélever une commission sur les transactions.

Licence : Accorder à d'autres le droit d'utiliser votre propriété intellectuelle en échange de redevances.

Franchise : Permettre à d'autres d'exploiter votre modèle économique sous votre marque en échange de frais et de redevances.

Modèle "Razor and Blades" : Vendre un produit de base à bas prix et générer des revenus récurrents grâce à la vente de consommables ou de services complémentaires.

Crowdfunding : Financer votre projet en sollicitant des contributions financières auprès d'un grand nombre de personnes.

COMMENT DÉFINIR VOTRE Modèle Économique ?

1. **Comprenez Votre Marché :** Analysez les besoins de vos clients, la concurrence et les tendances du marché.

2. **Définissez Votre Proposition de Valeur** : Identifiez les avantages uniques que vous offrez à vos clients.

3. **Choisissez Vos Canaux de Distribution** : Déterminez comment vous allez atteindre vos clients et leur livrer votre proposition de valeur.

4. **Établissez Vos Relations Clients** : Décidez du type de relation que vous souhaitez entretenir avec vos clients.

5. **Identifiez Vos Flux de Revenus** : Déterminez comment vous allez gagner de l'argent.

6. **Déterminez Vos Ressources et Activités Clés** : Identifiez les actifs et les actions qui sont essentiels à votre activité.

7. **Sélectionnez Vos Partenaires Clés :** Identifiez les collaborations qui vous aideront à réussir.

8. **Analysez Votre Structure des Coûts :** Identifiez les coûts les plus importants liés à votre activité.

9. **Testez et Adaptez** : Validez votre modèle économique auprès de vos clients

En Conclusion :

Votre modèle économique est le cœur de votre entreprise. Il définit la façon dont vous créez, fournissez et capturez de la valeur. En prenant le temps de concevoir un modèle économique solide et durable, vous augmentez considérablement vos chances de succès. N'oubliez pas que les modèles économiques ne sont pas statiques : ils doivent être constamment réévalués et adaptés aux changements du marché.

QUESTION 6

Pour savoir de combien d'argent vous avez besoin, imaginez que vous construisez une maison.

Départ :Vous avez besoin d'argent pour acheter le terrain, les plans, les permis, etc.

Pendant la construction : Vous avez besoin d'argent pour payer les matériaux, les ouvriers, les factures, etc.

Pour agrandir la maison : Si vous voulez ajouter une pièce ou un étage, vous avez besoin d'argent supplémentaire.

Si les choses vont mal : Si vous avez des problèmes (fuites, etc.), vous avez besoin d'argent pour les réparer.

Pour savoir de combien d'argent vous avez besoin, faites une liste de toutes vos dépenses prévues et imprévues. Ensuite, regardez combien d'argent vous avez déjà et combien vous pouvez en obtenir d'autres sources (banque, investisseurs, etc.). La différence entre ce dont vous avez besoin et ce que vous avez déjà, c'est votre besoin de financement.

SUJET TRÈS CAPITAL

"Pour réaliser un projet, n'attends pas d'avoir beaucoup d'argent ou de chercher à en amasser. Beaucoup de personnes disent : "Lorsque j'aurai une somme d'argent suffisante, je pourrai réaliser tel ou tel projet." C'est une erreur très grave, car en attendant l'argent, l'expérience de vie progresse et les opportunités s'évanouissent.

Il faut donc commencer avec les moyens dont tu disposes. Par exemple, si tu veux ouvrir une école, mais que tu n'as pas les moyens d'acheter un terrain ou autre, commence d'abord par donner des cours à domicile ou en ligne. Cela te permettra d'avoir une idée claire de ce que tu veux faire et t'offrira l'opportunité d'épargner pour la réalisation de ton projet. Si tu n'es pas un expert dans l'enseignement, forme un groupe d'enseignants : tu te concentres sur la recherche de clients et la gestion de l'argent, et vous vous répartissez les gains.

Autre exemple : tu rêves d'avoir un salon de coiffure ou de tressage ? Commence simplement à le faire à domicile. Partage ton numéro de téléphone et les personnes intéressées par tes services te contacteront."

En résumé, n'est cherche pas de commencer toujours grand, cherche de commencer même trop petit

QUESTION 7

Vos Risques et Défis : Un Guide Clair et Direct

Chaque entreprise, quelle que soit sa taille, fait face à des risques et des défis. Les identifier est crucial pour la survie et le succès. Voici les principaux, explication :

1. Risques de Marché :

Manque de Clients, Personne n'achète votre produit/service. SOLUTION : Étudiez le marché, ciblez les bons clients, offrez une valeur unique.Forte Concurrence D'autres font la même chose que vous. SOLUTION : Différenciez-vous, innovez, offrez un meilleur service.Changement des Goûts,Les clients veulent autre chose. SOLUTION : Restez à l'écoute, adaptez-vous rapidement. Économie Faible, Les gens ont moins d'argent à dépenser. SOLUTION : Réduisez les coûts, offrez des promotions, ciblez les clients qui ont encore les moyens.

2. Risques Opérationnels :

Difficulté à fabriquer ou à livrer. SOLUTION : Optimisez vos processus, trouvez des fournisseurs fiables, investissez dans la technologie.Manque de Personnel, Difficulté à trouver des employés. SOLUTION : Offrez de bons salaires et avantages, formez votre personnel, automatisez certaines tâches.

Mauvaise Qualité, Les clients sont mécontents. SOLUTION : Contrôlez la qualité à chaque étape, écoutez les retours clients, améliorez vos produits/services.Dépendance aux Fournisseurs, Si un fournisseur vous lâche, vous êtes bloqué. SOLUTION : Diversifiez vos fournisseurs, négociez des contrats solides.

3. Risques Financiers :

Manque d'Argent : Difficulté à payer les factures. SOLUTION : Gérez votre trésorerie, réduisez les dépenses, trouvez des financements (prêts, investisseurs).Coûts qui Augmentent,Les matières premières, l'énergie, etc., coûtent plus cher. SOLUTION : Négociez avec les fournisseurs, réduisez le gaspillage, augmentez vos prix (si possible).Clients qui Ne Paient Pas, Difficulté à se faire payer. SOLUTION : Vérifiez la solvabilité des clients, demandez des acomptes, relancez les impayés.

4. Risques Juridiques

Nouvelles Lois : Les règles changent. SOLUTION : Restez informé, consultez un avocat.

Poursuites Judiciaires : Quelqu'un vous attaque en justice. SOLUTION : Respectez les lois, assurez-vous, consultez un avocat.

5. Risques Technologiques :

Technologie Dépassée, Votre technologie n'est plus à la pointe. SOLUTION : Investissez dans la recherche et développement, adoptez les nouvelles technologies.Cyberattaques, Des pirates informatiques attaquent votre système. SOLUTION : Protégez vos données, investissez dans la sécurité informatique.

6. Risques de Gestion :

Mauvaise Direction, L'équipe de direction prend de mauvaises décisions. SOLUTION : Entourez-vous de personnes compétentes, écoutez les conseils, formez votre personnel.Conflits Internes, Les employés se disputent. SOLUTION : Communiquez clairement, établissez des règles, gérez les conflits.

En résumé : Connaître les risques, c'est déjà la moitié du chemin. En étant préparé, vous pouvez protéger votre entreprise et augmenter vos chances de succès.

QUESTION 8

Écouter la réponse qui viendra dans votre cœur.

POUR RÉALISER LES OBJECTIF POSE TOI CES QUELQUES QUESTION

dans combien de temps, je veux réaliser ce projet ?

Comment faire pour y parvenir ?

lorsque JOËLLE termine a ce posé des questions, directement il passe par une étape suivante

3. OBJECTIF : Une fois qu'elle a identifié ses passions,et le plan, elle peut formuler des objectifs clairs et atteignables.

Selons Peter Drucker "Un objectif est une déclaration de ce que l'on veut accomplir, mesurée en termes de quantité, de qualité, de temps et de coût."

Cette définition met l'accent sur l'importance de la spécificité et de la mesurabilité des objectifs.

PARTIE 3 : OBJECTIFS - Baliser le Chemin avec des Jalons Concrets

CHAPITRE 8 : L'ART DE FIXER DES OBJECTIF SMART : Des Jalons Clairs et Mesurables

Pour que votre plan soit efficace, chaque étape doit être traduite en objectifs clairs et réalisables. La méthode SMART est un outil puissant pour vous aider à définir des objectifs qui ont plus de chances d'être atteints.

SMART est un acronyme qui signifie :

Spécifique (Specific) : Votre objectif doit être clair, précis et bien défini. Évitez les objectifs vagues ou ambigus.

Mesurable (Measurable) : Vous devez pouvoir suivre vos progrès et savoir quand vous avez atteint votre objectif. Définissez des critères de mesure concrets.

Atteignable (Achievable) : Votre objectif doit être réaliste et possible à atteindre avec les ressources et les compétences dont vous disposez (ou que vous pouvez acquérir).

Réaliste (Relevant) : Votre objectif doit être pertinent par rapport à votre vision globale et à votre plan. Il doit avoir du sens pour vous et vous rapprocher de votre but ultime.

Temporellement défini (Time-bound) : Fixez une échéance claire pour atteindre votre objectif. Cela crée un sentiment d'urgence et vous aide à rester concentré.

Transformer vos grandes étapes en objectifs SMART concrets.

Reprenez les grandes étapes que vous avez identifiées dans le chapitre précédent et transformez chacune d'elles en un ou plusieurs objectifs SMART.

Par exemple, si une de vos grandes étapes était "Acquérir les certifications et les connaissances nécessaires" pour devenir coach en bien-être, cela pourrait se traduire en objectifs SMART tels que :

Spécifique : M'inscrire à une formation de coaching certifiante reconnue dans ma niche (par exemple, coaching en gestion du stress).

Mesurable : Compléter au moins 80% des modules de la formation et obtenir la certification d'ici la date limite du programme.

Atteignable : Dédier 5 heures par semaine à l'étude et à la participation aux activités de la formation, en ajustant mon emploi du temps actuel.

Réaliste : Cette certification est essentielle pour crédibiliser mon offre de coaching et correspond à mon plan de carrière.

Temporellement défini : Obtenir ma certification d'ici le [date précise].

Faites cet exercice pour chaque grande étape de votre plan. Décomposez les tâches complexes en objectifs plus petits et plus faciles à gérer.

L'importance de la clarté et de la précision dans la définition de vos objectifs.

Des objectifs clairs et précis vous donnent une direction claire et vous permettent de concentrer votre énergie de manière efficace. Ils vous aident à :

- Savoir exactement ce que vous devez faire.
- Suivre vos progrès de manière objective.
- Rester motivé en visualisant des résultats concrets.
- Ajuster votre approche si nécessaire.

Des objectifs vagues, en revanche, peuvent entraîner de la confusion, de la procrastination et un sentiment de stagnation. Prenez le temps de bien définir vos objectifs selon les critères SMART.

Ce chapitre est une invitation à la précision et à la planification méthodique. En transformant vos grandes étapes en objectifs SMART, vous balisez votre chemin avec des jalons clairs et mesurables, ce qui augmentera considérablement vos chances de succès.

Quels sont les premiers objectifs SMART que vous pouvez définir à partir de vos grandes étapes ? Comment pouvez-vous les rendre spécifiques, mesurables, atteignables, réalistes et temporellement définis ? Êtes-vous prêt à passer au chapitre suivant pour apprendre à prioriser ces objectifs ?

CHAPITRE 9 : PRIORISER VOS OBJECTIFS: Concentrer Votre Énergie sur l'Essentiel

Il est facile de se sentir dépassé lorsque l'on a de nombreux objectifs à atteindre. Essayer de tout faire en même temps peut diluer votre énergie et vous empêcher de progresser efficacement. La priorisation vous permet de concentrer vos efforts sur les objectifs les plus importants et les plus urgents, ceux qui vous rapprocheront le plus rapidement de votre vision.

Identifier les objectifs les plus importants et les plus urgents.

Pour prioriser vos objectifs, vous pouvez utiliser différentes méthodes. L'une des plus courantes est la matrice d'Eisenhower, qui divise vos tâches (et par extension, vos objectifs) en quatre quadrants en fonction de leur urgence et de leur importance :

Urgent et Important : Ces objectifs nécessitent une action immédiate. Ce sont souvent des crises ou des problèmes urgents qui ont un impact significatif sur votre progression.

Important mais Non Urgent : Ce sont les objectifs qui contribuent le plus à votre vision à long terme. Ils nécessitent une planification et une exécution proactive. C'est dans ce quadrant que vous devriez passer le plus de temps.

Urgent mais Non Important : Ces objectifs peuvent sembler pressants, mais ils ne contribuent pas significativement à vos objectifs à long terme. Apprenez à les déléguer ou à les minimiser.

Non Urgent et Non Important : Ce sont les distractions et les pertes de temps. Essayez de les éliminer autant que possible.

Pour chaque objectif SMART que vous avez défini, évaluez son urgence et son importance par rapport à votre vision globale. Classez-les dans les quadrants correspondants.

Une autre méthode utile est la règle des 80/20 (principe de Pareto), qui stipule que 80 % de vos résultats proviennent de 20 % de vos efforts. Identifiez les 20 % d'objectifs qui auront le plus grand impact sur votre progression et concentrez-vous en priorité sur ceux-là.

Utiliser des techniques de priorisation (matrice d'Eisenhower, règle des 80/20).

Appliquez ces techniques à votre liste d'objectifs SMART. Quels sont les objectifs qui sont à la fois urgents et importants et qui nécessitent votre attention immédiate ? Quels sont les objectifs importants mais non urgents sur lesquels vous devez planifier du temps ? Quels sont les objectifs qui peuvent être délégués ou reportés ?

En visualisant vos objectifs dans une matrice ou en appliquant la règle des 80/20, vous obtiendrez une clarté sur ce qui mérite votre attention prioritaire.

Apprendre à dire non aux distractions pour rester concentré.

La priorisation implique également d'apprendre à dire non aux tâches et aux opportunités qui ne sont pas alignées avec vos objectifs prioritaires. Les distractions peuvent facilement vous éloigner de votre chemin et vous faire perdre du temps et de l'énergie.

Soyez sélectif quant à ce à quoi vous consacrez votre temps et votre énergie. Rappelez-vous constamment vos objectifs prioritaires et évaluez si une nouvelle demande ou opportunité vous rapproche ou vous éloigne de ceux-ci.

Ce chapitre est une invitation à la gestion efficace de votre temps et de votre énergie. En priorisant vos objectifs, vous vous assurez de concentrer vos efforts sur ce qui compte vraiment et d'avancer de manière plus rapide et plus efficace vers votre vision. La prochaine étape consistera à renforcer votre engagement mental envers ces objectifs.

Après avoir appliqué ces techniques de priorisation, quels sont vos objectifs les plus importants ? Sur quoi allez-vous concentrer votre énergie en premier ? Êtes-vous prêt à passer au chapitre suivant pour renforcer votre engagement mental envers vos objectifs ?

CHAPITRE 10 : VISUALISER ET AFFIRMER VOS OBJECTIFS : Renforcer Votre Engagement Mental

Maintenant que vous avez des objectifs clairs et priorisés, il est essentiel de les rendre vivants et présents dans votre esprit. La visualisation et les affirmations sont des outils puissants pour renforcer votre engagement mental, augmenter votre motivation et programmer votre subconscient pour le succès.

Utiliser la visualisation pour vous imaginer atteignant vos objectifs.

La visualisation ne se limite pas à votre vision globale ; elle est tout aussi efficace pour vos objectifs spécifiques. Prenez régulièrement le temps de vous imaginer en train d'atteindre chacun de vos objectifs prioritaires.

Créez une scène mentale détaillée : Imaginez le moment où vous atteignez votre objectif. Quels sont les détails ? Où êtes-vous ? Qui est avec vous ? Comment vous sentez-vous ? Quelles sont les sensations physiques ? Quels sont les sons et les odeurs environnants ? Plus votre visualisation est sensorielle et émotionnelle, plus elle sera impactante.

Concentrez-vous sur le processus : Visualisez non seulement le résultat final, mais aussi les étapes que vous franchissez pour y arriver. Imaginez-vous en train d'accomplir les actions nécessaires avec succès, en surmontant les défis et en apprenant en cours de route.

Répétez régulièrement : Intégrez la visualisation dans votre routine quotidienne. Quelques minutes chaque jour, au réveil ou avant de dormir, peuvent faire une grande différence.

En vous visualisant régulièrement en train d'atteindre vos objectifs, vous renforcez votre croyance en votre capacité à réussir et vous préparez mentalement à saisir les opportunités qui se présenteront.

Formuler des affirmations positives pour renforcer votre croyance en votre capacité à réussir.

Les affirmations sont des déclarations positives que vous vous répétez régulièrement pour renforcer des croyances constructives et contrer les pensées négatives. Elles sont un moyen de reprogrammer votre dialogue intérieur et de cultiver un état d'esprit positif et confiant.

Soyez précis : Formulez vos affirmations de manière claire et spécifique, en lien avec vos objectifs. Par exemple, au lieu de dire "Je veux réussir", dites "J'atteins mon objectif de [objectif spécifique] d'ici [date]".

Utilisez le présent : Énoncez vos affirmations comme si elles étaient déjà vraies. Cela renforce votre croyance en leur réalisation. Par exemple, "Je suis confiant et capable d'atteindre mes objectifs".

Soyez positif : Concentrez-vous sur ce que vous voulez atteindre, pas sur ce que vous voulez éviter. Utilisez un langage positif et encourageant.

Répétez avec conviction : Répétez vos affirmations régulièrement, avec émotion et conviction. Vous pouvez les écrire, les dire à voix haute ou les répéter mentalement.

Écoutez-les : Enregistrez vos affirmations et écoutez-les pendant vos déplacements ou vos moments de détente.

Comment ces techniques peuvent influencer votre motivation et votre persévérance.

La visualisation et les affirmations agissent en synergie pour renforcer votre motivation et votre persévérance :

Motivation : En visualisant le succès et en vous affirmant capable, vous nourrissez votre enthousiasme et votre désir d'agir.

Confiance : Les affirmations positives renforcent votre estime de soi et votre croyance en vos capacités, réduisant ainsi le doute et la peur de l'échec.

Concentration : En vous concentrant mentalement sur vos objectifs, vous restez plus alerte aux opportunités et plus résistant aux distractions.

Persévérance : Face aux défis, un état d'esprit positif et une forte croyance en votre succès vous aideront à vous relever et à continuer d'avancer.

Ce chapitre est une invitation à engager activement votre esprit dans la poursuite de vos objectifs. En utilisant la visualisation et les affirmations, vous créez un puissant allié intérieur qui vous soutiendra à chaque étape de votre chemin. La dernière partie de notre livre se concentrera sur la mise en ACTION pour transformer votre clarté, votre plan et vos objectifs en résultats concrets.

Quels sont les premiers objectifs que vous allez commencer à visualiser et à affirmer ? Comment allez-vous intégrer ces pratiques dans votre routine ? Êtes-vous prêt à passer à la quatrième et dernière partie pour mettre le mouvement en marche ?

Parfait ! Nous voici à la dernière étape de notre voyage : la mise en ACTION. Toute la clarté, la planification et la définition d'objectifs ne valent rien sans le mouvement. Ce chapitre est dédié à vous aider à surmonter l'inertie, à commencer petit et à transformer vos intentions en résultats concrets.

PARTIIE 4 : ACTION - Mettre le Mouvement en Marche

CHAPITRE 11 : LE PREMIER PAS: Vaincre l'Inertie et Commencer Petit

L'un des plus grands obstacles pour se débloquer est l'inertie, cette sensation d'être immobile et incapable de commencer. La peur de l'échec, le perfectionnisme ou simplement le sentiment d'être dépassé peuvent nous paralyser. La clé est de réaliser que vous n'avez pas besoin de tout faire en même temps. Le premier pas, aussi petit soit-il, est ce qui brise l'immobilité et met le mouvement en marche.

L'importance de l'action, même petite, pour briser le cycle de l'immobilisme.

Imaginez une lourde roue immobile. Il faut une impulsion initiale, même minime, pour la faire tourner. Une fois en mouvement, il devient plus facile de maintenir son élan. Il en va de même pour vos objectifs. Une petite action concrète, aussi insignifiante puisse-t-elle paraître, crée un point de départ et génère un momentum.

Ce premier pas vous prouve que vous êtes capable d'agir, renforce votre confiance et réduit l'anxiété liée à l'inaction. Il vous sort du mode de la contemplation et vous propulse dans celui de la réalisation.

Identifier les actions concrètes et faciles à réaliser pour commencer.

Ne vous mettez pas la pression de devoir accomplir une tâche énorme dès le départ. Identifiez des actions petites, simples et réalisables que vous pouvez entreprendre immédiatement en lien avec votre objectif prioritaire.

Par exemple, si votre objectif est de développer votre réseau professionnel :

Votre premier petit pas pourrait être d'envoyer un message de connexion à une personne intéressante sur LinkedIn.

Ou de rechercher un événement de networking en ligne auquel vous pourriez assister.

Si votre objectif est de commencer à écrire un livre :

Votre premier petit pas pourrait être d'écrire un paragraphe ou de créer un plan sommaire des chapitres.

L'important est de choisir une action qui ne vous semble pas insurmontable et que vous pouvez accomplir rapidement.

Comment surmonter la procrastination et la peur du premier pas.

La procrastination est souvent alimentée par la peur de l'échec ou du perfectionnisme. Pour la surmonter :

Découpez vos tâches en micro-actions : Rendez le premier pas si petit qu'il devient ridicule de ne pas le faire.

Fixez-vous des délais courts et précis : "Je vais consacrer 15 minutes à [petite action] maintenant."

Concentrez-vous sur le processus, pas sur le résultat : L'objectif du premier pas est de commencer, pas d'atteindre la perfection.

Visualisez le soulagement que vous ressentirez après avoir agi : Le sentiment d'accomplissement, même petit, est un puissant moteur.

Soyez indulgent envers vous-même : Si vous procrastinez, ne vous jugez pas durement. Identifiez la cause et essayez à nouveau.

Ce chapitre est une invitation à l'action immédiate. N'attendez pas le moment parfait ou de vous sentir parfaitement prêt. Faites ce premier petit pas. C'est le début de votre déblocage. Le chapitre suivant vous aidera à transformer ces actions en habitudes durables.

Quel est le premier petit pas concret que vous pouvez faire dès aujourd'hui en direction de votre objectif prioritaire ? Qu'allez-vous faire dans les prochaines 24 heures ? Êtes-vous prêt à passer au chapitre suivant pour apprendre à créer des habitudes positives ?

Une fois que vous avez brisé l'inertie avec ce premier pas, l'étape suivante consiste à transformer ces actions ponctuelles en habitudes régulières qui vous propulseront vers vos objectifs de manière constante et presque automatique.

CHAPITRE 12 :CRÉER DES HABITUDES POSITIVES : Automatiser Votre Progression

Les habitudes sont des comportements que nous répétons régulièrement, souvent sans même y penser. Elles ont un pouvoir immense car elles nous permettent d'accomplir des tâches importantes sans nécessiter une volonté constante. Créer des habitudes positives alignées avec vos objectifs est une stratégie clé pour automatiser votre progression et maintenir votre élan.

L'importance des routines et des habitudes pour atteindre vos objectifs à long terme.

Imaginez essayer de gravir une montagne en faisant un pas en avant et deux pas en arrière à chaque fois. C'est ce qui se passe lorsque vous n'avez pas d'habitudes positives pour soutenir vos objectifs. Les routines et les habitudes créent une structure et une discipline qui vous permettent d'avancer de manière constante, même lorsque votre motivation fluctue.

Les habitudes positives vous aident à :

Conserver votre énergie mentale : Une fois qu'une action devient une habitude, elle demande moins d'effort conscient pour être exécutée.

Maintenir votre focus : Les routines vous aident à rester aligné avec vos priorités et à éviter les distractions.

Créer un sentiment de progrès : Le suivi régulier de vos habitudes renforce votre motivation et votre confiance.

Intégrer vos objectifs dans votre quotidien : Les habitudes transforment vos aspirations en actions concrètes et régulières.

Techniques pour instaurer de nouvelles habitudes efficaces.

Il existe plusieurs stratégies pour créer de nouvelles habitudes positives :

Commencer petit : Tout comme pour le premier pas, commencez par des habitudes simples et faciles à intégrer dans votre routine actuelle. Par exemple, si vous voulez faire de l'exercice régulièrement, commencez par 10 minutes de marche par jour.

La règle des deux minutes : Si une action vous semble trop importante, réduisez-la à une version de deux minutes. Par exemple, au lieu de "faire 30 minutes de méditation", commencez par "m'asseoir pour méditer pendant deux minutes". Une fois que la petite action est ancrée, vous pouvez progressivement augmenter la durée.

Le chaînage d'habitudes (habit stacking) : Associez votre nouvelle habitude à une habitude existante. La formule est : "Après [habitude actuelle], je vais [nouvelle habitude]". Par exemple, "Après avoir bu mon café du matin, je vais écrire une page de mon livre".

Rendre l'habitude évidente : Placez des signaux visuels qui vous rappellent votre nouvelle habitude. Par exemple, si vous voulez boire plus d'eau, laissez une bouteille d'eau remplie à un endroit visible.

Rendre l'habitude attrayante : Associez votre nouvelle habitude à quelque chose que vous aimez ou qui vous apporte du plaisir. Vous pouvez aussi vous récompenser après avoir accompli votre habitude.

Rendre l'habitude facile : Réduisez les frictions et les obstacles qui pourraient vous empêcher d'adopter votre nouvelle habitude. Préparez à l'avance ce dont vous avez besoin.

Le suivi des habitudes : Utilisez un journal, une application ou un calendrier pour suivre vos nouvelles habitudes. Visualiser vos progrès renforce votre motivation et vous rend plus responsable.

Comment les petites actions répétées mènent à des résultats significatifs.

Le pouvoir des habitudes réside dans leur répétition constante. Des actions petites et régulières, même si elles semblent insignifiantes au début, s'accumulent avec le temps et produisent des résultats remarquables. Pensez à l'effet cumulé : chaque petite action positive est un investissement qui porte ses fruits à long terme.

Soyez patient et persévérant dans la création de vos nouvelles habitudes. Il faut du temps et de la régularité pour qu'elles s'ancrent solidement. Célébrez vos petites victoires et ne vous découragez pas face aux faux pas occasionnels. L'important est de reprendre le chemin et de continuer à avancer, une petite action à la fois.

Ce chapitre est une invitation à la construction de fondations solides pour votre succès à long terme. En intégrant des habitudes positives dans votre quotidien, vous automatisez votre progression et vous vous assurez d'avancer constamment vers vos objectifs. Le prochain chapitre vous guidera dans le suivi de vos progrès et l'ajustement de votre cap si nécessaire.

Quelles sont les premières petites habitudes positives que vous allez commencer à intégrer dans votre routine ? Comment allez-vous utiliser les techniques de chaînage ou de suivi ? Êtes-vous prêt à passer au chapitre suivant pour apprendre à suivre vos progrès ?

Parfait ! Pour rester sur la bonne voie et vous assurer que vos actions vous mènent effectivement vers vos objectifs, il est essentiel de mettre en place un système de suivi de vos progrès et d'être prêt à ajuster votre cap en fonction des retours que vous obtenez.

CHAPITRE 13 : SUIVRE VOS PROGRÈS ET AJOUTER VOTRE CAP : L'Importance du Feedback

Le suivi de vos progrès vous permet de visualiser vos avancées, de rester motivé et d'identifier ce qui fonctionne et ce qui ne fonctionne pas dans votre approche. L'ajustement de votre cap est une preuve de flexibilité et d'intelligence, vous permettant de vous adapter aux réalités et de maximiser vos chances de succès.

Mettre en place des systèmes pour suivre l'avancement de vos objectifs.

Il existe de nombreuses façons de suivre vos progrès, choisissez celle qui vous convient le mieux et qui s'intègre facilement à votre quotidien :

Journaling : Prenez quelques minutes chaque jour ou chaque semaine pour noter les actions que vous avez entreprises, les résultats que vous avez obtenus et vos réflexions.

Tableaux de suivi : Utilisez un tableur (Excel, Google Sheets) ou un outil de gestion de projet pour visualiser vos objectifs, les étapes franchies et les dates d'échéance.

Applications de suivi d'habitudes : De nombreuses applications mobiles vous permettent de suivre vos habitudes quotidiennes et de visualiser votre constance.

R**apports hebdomadaires ou mensuels :** Planifiez des moments réguliers pour faire le point sur vos progrès par rapport à vos objectifs SMART. Analysez ce qui a bien fonctionné et les défis que vous avez rencontrés.

Visualisation des progrès : Créez un tableau de vision ou un graphique qui représente visuellement votre avancement vers vos objectifs. Voir vos progrès concrets peut être très motivant.

L'important est de choisir un système que vous utiliserez régulièrement et qui vous donnera une image claire de votre avancement.

Être honnête avec vous-même sur ce qui fonctionne et ce qui ne fonctionne pas.

Le suivi de vos progrès ne sert à rien si vous n'êtes pas honnête avec vous-même dans votre évaluation. Reconnaissez vos succès, mais soyez également lucide sur les domaines où vous n'avancez pas comme prévu.

Posez-vous des questions difficiles :

Est-ce que mes actions sont réellement alignées avec mes objectifs ?

Quelles sont les habitudes que je maintiens avec succès et celles où je dois m'améliorer ?

Quels sont les obstacles qui freinent ma progression ?

Ai-je besoin de revoir ma stratégie ou de chercher de nouvelles approches ?

L'honnêteté envers vous-même est la clé pour un apprentissage et une croissance continus.

La flexibilité et l'adaptabilité dans l'ajustement de votre plan et de vos actions.

Le chemin vers vos objectifs n'est rarement une ligne droite. Des imprévus, des défis et de nouvelles informations peuvent vous amener à reconsidérer votre plan initial. Être flexible et adaptable est essentiel pour surmonter les obstacles et saisir de nouvelles opportunités.

Soyez prêt à modifier vos objectifs SMART : Si vous réalisez qu'un objectif est irréaliste ou n'est plus pertinent, n'hésitez pas à le réajuster.

Adaptez votre plan d'action : Si certaines stratégies ne fonctionnent pas, soyez ouvert à essayer de nouvelles approches.

Apprenez de vos erreurs : Chaque revers est une occasion d'apprendre et de vous améliorer. Analysez ce qui s'est passé et utilisez cette connaissance pour ajuster votre cap.

Restez ouvert aux nouvelles informations : Le monde évolue constamment. Soyez prêt à intégrer de nouvelles connaissances et de nouvelles perspectives dans votre plan.

Ce chapitre est une invitation à l'apprentissage continu et à l'agilité. En mettant en place un système de suivi de vos progrès et en étant prêt à ajuster votre cap, vous transformez votre parcours en un processus dynamique d'amélioration constante, augmentant ainsi vos chances d'atteindre vos objectifs et de vous débloquer durablement. Le dernier chapitre vous apportera des clés pour cultiver la persévérance et la résilience face aux défis inévitables.

Comment allez-vous mettre en place votre système de suivi de progrès ? Quels moments allez-vous consacrer à l'évaluation de votre avancement ? Êtes-vous prêt à passer au dernier chapitre pour cultiver la persévérance et la résilience ?

Voici au dernier chapitre de notre livre, un chapitre crucial pour vous équiper des qualités essentielles qui vous soutiendront tout au long de votre parcours de déblocage : la persévérance et la résilience.

CHAPITRE 14 :CULTIVER LA PERSÉVÉRANCE ET LA RÉSILIENCE FACE AUX OBSTACLES

Le chemin vers une vie débloquée et alignée avec vos aspirations sera rarement exempt de défis. Des obstacles se dresseront, des revers surviendront, et il y aura des moments où vous douterez. La persévérance, la capacité à continuer malgré les difficultés, et la résilience, l'aptitude à vous relever après un échec, sont les piliers qui vous permettront de traverser ces tempêtes et d'atteindre vos objectifs.

Anticiper les défis potentiels et développer des stratégies pour les surmonter.

Il est sage d'anticiper les obstacles potentiels qui pourraient se dresser sur votre chemin. Réfléchissez aux défis logistiques, émotionnels, financiers ou relationnels que vous pourriez rencontrer. Pour chaque défi identifié, brainstormez des stratégies pour les surmonter. Avoir un plan de secours ou des solutions alternatives peut vous aider à rester proactif et à ne pas vous laisser décourager par les imprévus.

Par exemple, si vous anticipez un manque de motivation par moments, votre stratégie pourrait être de vous reconnecter à votre "pourquoi", de visualiser vos succès passés ou de chercher le soutien de votre réseau.

Apprendre de vos erreurs et rebondir après les revers.

L'échec n'est pas la fin, mais une partie inévitable du processus d'apprentissage et de croissance. Au lieu de vous laisser abattre par les erreurs, analysez-les objectivement pour en tirer des leçons précieuses. Qu'est-ce qui n'a pas fonctionné ? Que pouvez-vous faire différemment la prochaine fois ?

La résilience est votre capacité à vous relever après un revers, à vous adapter et à continuer d'avancer. Cultivez cette aptitude en vous concentrant sur ce que vous pouvez contrôler, en cherchant le positif dans chaque situation et en vous rappelant vos forces et vos réussites passées.

L'importance de la patience et de la foi dans votre parcours.

Le changement prend du temps. Il est important d'être patient avec vous-même et de reconnaître que le déblocage et l'atteinte de vos objectifs ne se feront pas du jour au lendemain. Ayez foi en votre capacité à progresser et à surmonter les obstacles, même lorsque les résultats ne sont pas immédiatement visibles.

Célébrez vos petites victoires en cours de route pour maintenir votre motivation et vous rappeler le chemin parcouru. Entourez-vous de personnes positives et encourageantes qui croient en vous et en votre potentiel.

Tomber n'est ou échoué n'est pas une erreur, mais l'erreur c'est de rester par terre, alors a chaque fois que tu fais un chute , regarde la cause de la chute pour a n'est pas encore chuter. A chaque matin pense a tes capacités naturelles pour avancer.

Ce chapitre est une invitation à cultiver une force intérieure inébranlable. La persévérance et la résilience sont vos alliés les plus précieux dans votre parcours de déblocage. En les développant, vous serez capable de faire face à n'importe quel défi et de continuer à avancer avec confiance vers la vie que vous désirez.

Le voyage continue. Ayez confiance en vous et en votre capacité à créer le changement.

Quelles sont les stratégies pour cultiver la persévérance et la résilience qui résonnent le plus avec vous ? Comment allez-vous vous souvenir de l'importance de la patience et de la foi dans votre parcours ? J'espère que ce livre vous a apporté les clés pour vous débloquer et avancer avec confiance !

MÉTHODE 2

4. **PRENDRE DES PETITES ACTIONS**

Au lieu de tout changer d'un coup, elle a commencé à tresser les femmes sous un arbre de la parcelle, réalisant petit à petit les économies nécessaires pour construire son entreprise. Malgré le fait qu'elle ait déjà obtenu sa licence, elle l'a mise de côté.

Beaucoup de gens ont honte de la voir terminer ses études et commencer un travail qu'elle n'avait pas fait à l'université. Pour d'autres, c'est une honte, alors qu'elle manque même de quoi mettre dans sa poche.

Alors, malgré les études que nous avons faites à l'université ou à l'école, cela n'empêche pas de commencer par un travail que l'on peut faire mieux, mis à part l'université. Nos talents ou nos dons sont les éléments que Dieu nous a donnés pour réussir, mais beaucoup de gens ne le savent pas. Les études sont là pour accompagner nos talents ou nos dons. Commencer par une chose qu'on aime dans la vie est une bénédiction pour la réussite.

Le schéma de la réussite commence avec nos talents. Vous remarquerez que, lorsque vous utilisez vos talents, les études vont directement vous accompagner vers la réussite de ce talent. Alors, il ne faut pas négliger de commencer petit, il ne faut pas écouter ce que les gens disent, parce que Dieu a créé la bouche pour parler.

LA SOUFFRANCE

"La souffrance cesse d'être souffrance au moment où elle trouve un sens." - (Viktor Frankl)

Cette citation de Viktor Frankl, un psychiatre autrichien survivant de l'Holocauste, signifie que la souffrance devient plus supportable, voire transcendée, lorsqu'on lui trouve un sens ou un but. En d'autres termes, si l'on peut comprendre pourquoi on souffre, ou si l'on peut trouver une signification dans sa souffrance, alors la douleur émotionnelle et psychologique diminue. Cela ne veut pas dire que la souffrance physique disparaît, mais que l'impact émotionnel est atténué. Frankl a développé cette idée à partir de son expérience dans les camps de concentration, où il a observé que ceux qui avaient une raison de vivre, un but à atteindre, étaient plus susceptibles de survivre.

NB: Un jour, j'ai travaillé dans une entreprise de fabrication de boissons. Alors que j'avais ce travail, c'était trop dur dans cette entreprise. Un collègue de travail m'a posé la question : "Tu veux continuer à trop souffrir encore ? Ne penses-tu pas à investir ?"

J'ai répliqué que j'avais besoin d'investir, mais le problème, c'est l'argent pour investir. Mon collègue m'a donné deux moyens de trouver l'argent :

1. Il a dit : "Accepte de commencer avec la somme que tu as (petite)."

2. "Si tu veux commencer ton entreprise à moyen terme, établis ton temps. Donc, accepte de souffrir en continuant avec des travaux durs avec un bon délai pour réaliser la somme dont tu as besoin."

Alors, c'est une chose qui m'a beaucoup encouragé, qui m'a donné encore plus de force de continuer un dur travail pour réaliser la somme dont j'avais besoin. J'ai accepté de souffrir pour un temps, juste pour réaliser la somme dont j'avais besoin. Alors, toi aussi, tu peux faire comme moi. Il y a deux conditions : commencer petit, ou, si tu veux commencer à moyen terme, accepter de souffrir.

(Conclusion)

Ce livre vous a guidé à travers un processus en quatre étapes essentielles pour vous débloquer : la clarté pour voir votre situation et vos désirs, le plan pour tracer votre route, les objectifs pour baliser votre chemin, et l'action pour mettre le mouvement en marche.

Se sentir bloqué n'est qu'une étape. Avec les outils et les perspectives que vous avez acquis, vous avez le pouvoir de reprendre le contrôle de votre vie, de vous reconnecter à votre potentiel et de créer un avenir plus épanouissant.

N'oubliez pas que le chemin n'est pas toujours facile, mais avec la clarté de votre vision, la solidité de votre plan, la précision de vos objectifs et la constance de votre action, soutenus par la persévérance et la résilience, vous êtes capable de déverrouiller votre chemin et de vivre pleinement la vie que vous méritez.

Table des matières

FSC
www.fsc.org
MIX
Papier | Fördert
gute Waldnutzung
FSC® C083411

Kolibri 360 GmbH
Ferdinand-Jühlke-Straße 7
99095 Erfurt, Deutschland
produktsicherheit@kolibri360.de

Druck:
CPI Druckdienstleistungen GmbH
im Auftrag der
Kolibri 360 GmbH
Ferdinand-Jühlke-Str. 7
99095 Erfurt